Made in the USA
Coppell, TX
16 December 2022

89796615R00061